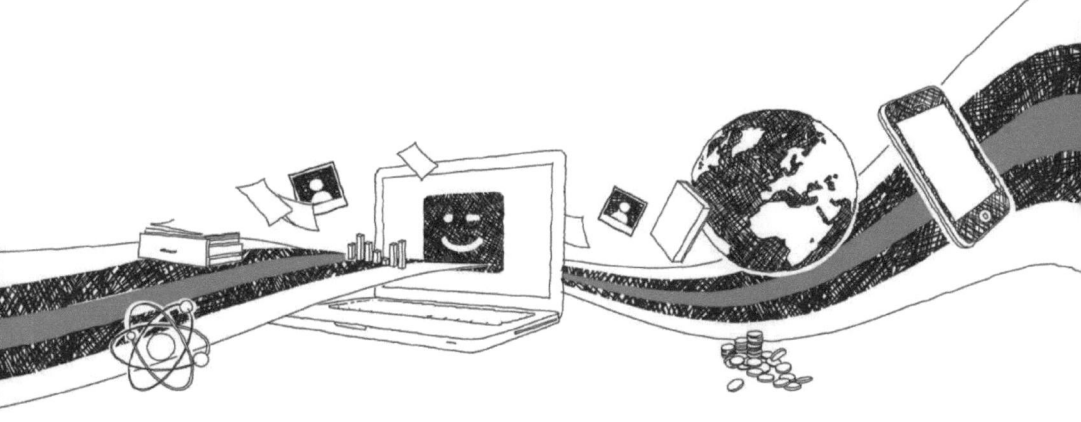
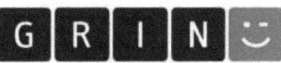

Selbst- und Zeitmanagement als Erfolgsfaktor im Studium

Julian Kornelli

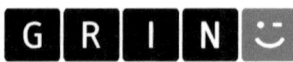

Bibliografische Information der Deutschen Nationalbibliothek:

Die Deutsche Nationalbibliothek verzeichnet diese Publikation in der Deutschen Nationalbibliografie; detaillierte bibliografische Daten sind im Internet über http://dnb.d-nb.de abrufbar.

ISBN: 9783346272102
Dieses Buch ist auch als E-Book erhältlich.

© GRIN Publishing GmbH
Nymphenburger Straße 86
80636 München

Druck und Bindung: Books on Demand GmbH, Norderstedt Germany
Gedruckt auf säurefreiem Papier aus verantwortungsvollen Quellen

Das vorliegende Werk wurde sorgfältig erarbeitet. Dennoch übernehmen Autoren und Verlag für die Richtigkeit von Angaben, Hinweisen, Links und Ratschlägen sowie eventuelle Druckfehler keine Haftung.

Das Buch bei GRIN: https://www.grin.com/document/940598

Einsendepräsentation

Aufgabe A

Selbst- und Zeitmanagement als Erfolgsfaktor im Studium

SRH Fernhochschule Riedlingen

Modul: Selbstmanagement

Studiengang: Betriebswirtschaft und Management

Datum: 01.04.2019

Inhaltsverzeichnis

Aufgabe 1a 3

Adressatenbezug 3

Motivation, Erwartungen und Nutzen für die Zuhörer 3

Aufgabe 1b 4

Zielsetzung 4

Kernbotschaft 5

Aufgabe 1c 5

Konzept der Präsentation 5

Gliederung und zeitliche Planung 5

Selbstmanagement 6

Zeitmanagement 10

Medieneinsatz 12

Aufgabe 1d 13

Folienbeispiel 13

Aufgabe 1e 14

Erfolg der Präsentation 14

Aufgabe 1f 15

Lernerkenntnisse 15

Literaturverzeichnis 17

Internetquellenverzeichnis 17

Aufgabe 1a

Adressatenbezug

In Kürze werde ich mein Studium abschließen und ich wurde gebeten, eine Präsentation mit dem Titel „Selbst- und Zeitmanagement als Erfolgsfaktor im Studium" zu halten. Der Vortrag richtet sich an 25 Studierende des ersten Semesters im Studiengang Betriebswirtschaft und Management. Die Gruppe meiner Zuhörer ist in Bezug auf das Alter sehr heterogen. 30% haben eine Familie mit Kindern, 90% stehen im Berufsleben. Fünf Studierende haben bereits ein Vorstudium an einer Präsenzhochschule abgebrochen und eine Studierende hat ein Chemiestudium absolviert. Durch diese sehr unterschiedlichen beruflichen und privaten Hintergründe ist davon auszugehen, dass die Zuhörer verschiedenartige Erwartungshaltungen an meine Präsentation haben.

Motivation, Erwartungen und Nutzen für die Zuhörer

Die Zuhörer haben durch ihre vielfältigen Erfahrungen (Studium, Beruf, Familie) und aufgrund ihres unterschiedlichen Alters andere Motivations- und Erwartungshaltungen. Sie gehen mit verschiedenen Kenntnissen in meine Präsentation und versuchen, mit neuen, interessanten und hilfreichen Informationen ihren Horizont zu erweitern.

Zu Beginn sollte man sich überlegen, wie die Zuhörer am besten in die Präsentation hineingeführt werden können. Es ist empfehlenswert, mit einer Analyse der Zuhörer zu beginnen, damit sie sofort in die Präsentation miteinbezogen werden. Die Studierende mit abgeschlossenem Chemiestudium wird sicherlich eine ganz andere Motivation aufweisen als die Zuhörergruppe mit Familie oder der Kreis der alleinstehenden berufstätigen Personen. Vor allem die Studierenden mit abgebrochenem Studium sollen neue Impulse erhalten, um dieses erfolgreich absolvieren zu können. Allgemein ist festzustellen, dass der Anreiz zu studieren darin liegt, einen akademischen Abschluss oder eine weitere Zusatzqualifizierung zu erwerben, um im jetzigen Job aufzusteigen oder eine sehr gute Ausgangsposition in Bewerbungsgesprächen zu erlangen. Ein weiteres Ziel der Präsentation ist es, den Zuhörern ein effizientes Zeit- und Selbstmanagement näher zu bringen, damit diese das Studium stressfreier und mit mehr Leichtigkeit erfolgreich absolvieren können. Die positiven Effekte sind sicherlich dann auch im Alltag, im Job oder in der Familie zu erkennen. Die absolvierte Chemiestudentin wird sich aus der Präsentation Anregungen erhoffen und eventuell Notizen machen, um in ihr neues Studium neue Lern- oder Präsentationsstile einbauen zu können, um noch bessere Arbeit zu leisten und ihre Fähigkeiten im Studium auszubauen. Die fünf Studierenden, die bereits ihr Präsenzstudium abgebrochen haben und neu angefangen haben, versprechen sich sicher konkrete Hilfestellung für einen Wiedereinstieg, da sie durch das erste gescheiterte Studium schlechte Erfahrungen mit Zeit- und Selbstmanagement gemacht haben. Der Nutzen meines Vortrages für diese Personengruppe liegt darin, die Fehler aufzudecken, sich neue Ziele zu setzen und die benötigte Disziplin aufzubringen, um dieses Mal mit Effizienz und Erfolg das Studium durchzuziehen. Die Studenten, die bereits Kinder haben, sowie die Berufstätigen werden sicherlich mit vielen Präsentationspunkten vertraut sein, da sie alltäglich mit Faktoren wie Stress, Überforderung, Druck und Zeitproblemen konfrontiert sind. Sie kennen die Belastungssituation und wissen, wie man diese Herausforderungen (beruflich oder privat) meistert. Trotz dieser Kenntnisse werden sie beim Thema Studium noch mehr Motivation brauchen. Vor allem die Berufstätigen wollen von Anfang an konsequent diesen Weg gehen und ihr Studium schnellstmöglich mit Erfolg abschließen, wofür sie Tipps für effizientes und erfolgsorientiertes Lernen benötigen. Ihr Fokus liegt auf einer Hilfestellung hinsichtlich eines optimierten Selbst- und Zeitmanagements und auf konkreten Vorschlägen, wie sie die Balance zwischen Beruf, Familie und Studium finden können.

Aufgabe 1b

Zielsetzung

Ziel meiner Präsentation ist es, den Zuhörern verschiedene Modelle von Zeit- bzw. Selbstmanagement aufzuzeigen, um diese Techniken vor allem im Fernstudium anzuwenden und sie erfolgreich im Alltag zu integrieren. Ein zielgerichteter und durchdachter Umgang mit der zur Verfügung stehenden Zeit reduziert den Stresspegel, generiert mehr Freude am Studium und trägt am Ende zum Erfolg bei.

Kernbotschaft

Die Kernbotschaft ist: „Dank eines konsequenten Selbst- und Zeitmanagements kommt man erfolgreich, effektiv und effizient durchs Studium."

Aufgabe 1c

Konzept der Präsentation

Zu Beginn meiner Präsentation stelle ich mich kurz vor und erläutere meinem Publikum, 25 Studierenden des Erstsemesters, mit ein paar Sätzen das Thema „Selbst- und Zeitmanagement als Erfolgsfaktor im Studium". Die Präsentation hat einen Umfang von 20 Minuten. Zur Verfügung gestellt werden mir ein Laptop mit Power Point, ein Flipchart mit Stiften und ein Whiteboard mit Stiften. Während des Vortrags können sich die Zuhörer Notizen machen sowie Fragen aufschreiben, welche ich dann am Ende der Präsentation bearbeiten werde. Abschließend wird noch eine Diskussionsrunde geführt.

Gliederung und zeitliche Planung

Zu Beginn begrüße ich das Publikum. Ich stelle meine Präsentation kurz vor und erläutere die Gliederung. Die Einleitung wird als Erstes präsentiert und dauert zwei Minuten. Daraufhin folgt der Hauptteil, der aus den zwei Punkten Selbstmanagement und Zeitmanagement besteht und neun Folien umfasst. Der Hauptteil beansprucht 16 Minuten, wobei jeder Folie 1,75 Minuten gewidmet werden. Zum Schluss runde ich meinen Vortrag mit einem Fazit sowie einer abschließenden Diskussion ab, in der die Fragen geklärt werden können, die mein Publikum sich während der gesamten Präsentation notiert hat. Der Schluss beläuft sich auf zwei Minuten.

Meine Präsentation beginne ich mit einer Karikatur, die zum Nachdenken anregen soll. Abbildung 1 beschreibt den Stress, der entsteht, wenn die zur Verfügung stehende Zeit nicht oder nur teilweise sinnvoll eingeteilt wird. Dieses witzige und übertrieben dargestellte Bild ist eine Hinführung auf mein Thema und soll veranschaulichen, wie wichtig Selbst- und Zeitmanagement im Alltag, im Beruf, in der Familie und im Studium sind.

Am Ende der Einleitung erwähne ich dann nochmals bewusst den Titel meines Vortrags und gebe einen kurzen Überblick über den Zeitablauf und meine inhaltliche Gliederung, wodurch meine Zuhörer einen roten Faden erhalten.

Selbstmanagement

Der erste große Hauptpunkt ist der Themenbereich „Selbstmanagement". Gleich zu Beginn erkläre ich das Wort Selbstmanagement, stelle die Definition vor und runde dies mit einem passenden Zitat ab. Ich erkläre meinem Publikum, welche Bedeutung dem Begriff „Selbstmanagement" zugrunde liegt. „Bei Selbstmanagement geht es um den eigenen Arbeitsalltag, welchen man bewusst selber in die Hand nimmt. Dazu zählen Planung, Organisation, Motivation und Zielsetzung." Das heißt, dass Menschen versuchen, sich besser zu organisieren. Sie verschaffen sich morgens einen guten Überblick über ihre Aufgaben, planen diese und setzen Prioritäten, um über den Tag motiviert zu bleiben.[1] Die Techniken des Selbstmanagements stammen aus dem Gebiet der Psychologie, der persönlichen Führung und aus dem Management. Diese Hilfsmittel werden angewendet, um Ziele zu definieren und diese dadurch besser zu erreichen und um von der Erhöhung der eigenen Motivation zu profitieren.[2] Somit lässt sich feststellen, dass das wichtigste Thema bei Selbstmanagement die Ziele sind. Sie ziehen sich durch alle Modelle des Selbstmanagements und sie werden gleich zu Beginn genau beschrieben. Diese Modelle, die im weiteren Verlauf aufgezählt und erklärt werden, sind nicht nur Hilfestellungen für das Studium, sondern auch eine Stütze für den Alltag, die Familie und den Beruf. Abschließend verweise ich auf ein Zitat, welches das Thema Selbstmanagement auf den Punkt bringt. „Wer sich selbst nicht managen kann, der kann auch nichts anderes managen."[3] Danach komme ich zu den Modellen von Selbstmanagement, angefangen mit den Zielen.

Nun erläutere ich Folie drei: die Ziele. Dieser Punkt ist meiner Meinung nach einer der wichtigsten Faktoren, wenn es um Selbstmanagement geht. Täglich haben wir mit vielen Herausforderungen zu kämpfen. Durch diese enorme Fülle kommt es folglich dazu, dass wir den Überblick und die Aufmerksamkeit verlieren und wichtige Ziele aus dem

---

[1] Karrierebibel-Selbstmanagement (12.03.19) https://karrierebibel.de/selbstmanagement/#Definition-Selbst-management-Was-ist-damit-gemeint

[2] Erklärung von Selbstmanagement (12.03.19) https://www.emotion.de/de/coaching-tipps/selbstmanagement-definition-methoden-8088

[3] Zitate für Selbstmanagement (12.03.19) https://www.selbst-management.biz/die-20-besten-selbstmanagement-zitate/

Blickfeld geraten. Demzufolge ist es unabdingbar, in seinem Studium von Anfang an Ziele zu setzen. Denn sie sind gerichtete Vorstellungen auf die Zukunft.[4] Um ein erfolgreiches Selbstmanagement zu betreiben, sollte man diese Ziele genau formulieren, um sie am Ende zu erreichen. Denn Ziele beurteilen unsere Leistung. Und unsere Leistung hat einen Richtwert, der uns am Ende sagt, ob unsere Arbeit gut oder schlecht war.[5] Drei entscheidende Dinge sind für den Erfolg wichtig:

1. „Wo will ich hin? In welche Richtung will ich mich verändern bzw. entwickeln? Was will ich an mir selbst, in meiner Umgebung ändern?"
2. „Wie will ich etwas ändern?"
3. „Wie schnell möchte ich etwas erreichen?"[6]

Um bei diesen Fragen eine Antwort zu finden, ist es wichtig, dass das Ziel konkret und klar formuliert ist. Man formuliert es einem bestimmten Schema folgend, welches von Anita und Klaus Bischof aufgestellt wurde, das sogenannte Ziel-Schema.

Der Begriff „Ziel" hat dabei folgende Bedeutung:

Zweck	Zu welchem Zweck wird das gemacht? Was ist mein Nutzen? Was bedeutet das für mich?
Inhalt	Welchen Inhalt brauche ich dazu? Methoden, Vorgehensweisen, Personen, Maßnahmen und Aktivitäten? *Wie und welche Mittel brauche ich?*
Ergebnis	Ein messbarer und überprüfbarer Zustand. *Was ist mein Ergebnis?*
Länge	Wie lange?

Abbildung 2: Bedeutung von Ziel im Ziel-Schema

(Quelle: Eigene Darstellung, in Anlehnung an Anita Bischof/ Klaus Bischof, Selbstmanagement, 6. Auflage, 2012)

---

[4] Vgl. Bischof (2012), Kapitel: Wie Sie ihre Ziele finden und verwirklichen
[5] Vgl. Bischof & Bischof, 2009, S. 22
[6] Vgl. Bischof (2012), Kapitel: Wie Sie ihre Ziele finden und verwirklichen

Nach dieser Abbildung gehe ich zur nächsten Folie über und beschreibe die SMART-Methode als ein weiteres Modell.

Die SMART-Methode ist ein bestimmtes Modell, welches für die Zielsetzung entwickelt wurde. Die Schlagwörter, die dahinter stecken sind:

- **S**pezifisch
- **M**essbar
- **A**ttraktiv
- **R**ealistisch
- **T**erminiert

Doch was bedeuten diese Begriffe genau?

Spezifisch: <<Spezifisch steht für eine konkrete, unmissverständliche, positive Aussage, das heisst eindeutig definiert und präzise formuliert. Wenn möglich sollte das Ziel in einem Satz definiert sein. >> (Schmitz/Emrich/Menthe (2013). Coaching (er-)leben, Edition Octopus, S. 80)[7]

Messbar: „Das bedeutet, das Ziel so zu formulieren, dass später objektiv zu erkennen ist, ob das Ziel erreicht wurde oder nicht. Messbarkeitskriterien sollten als klare Größe formuliert sein, denn was man nicht messen kann, kann man nicht verbessern. Beispiel: „An was erkennen Sie konkret, dass Sie Ihr Ziel erreicht haben?" Woher wissen Sie, dass Sie Ihr Ziel erreicht haben? Was hat sich verändert? Das Setzen von genauen Kriterien hilft, den Fortschritt deutlich zu machen."[9]

Attraktiv: << Das Ziel muss von allen Beteiligten akzeptiert werden, denn ohne Identifikation mit dem Ziel ist die Arbeit am Ziel nicht effektiv. Attraktiv bedeutet auch, den Endzustand positiv zu beschreiben. Negationen wie „kein", „nicht" oder „nie mehr" kennt das Unterbewusstsein nicht, was bedeutet, dass negativ formulierte Ziele unbeachtet bleiben. >>[9]

Realistisch: <<Das bedeutet, Ziele zu formulieren, die durch das eigene Verhalten aktiv beeinflusst werden können. Ziele sollten gleichzeitig machbar und herausfordernd

---

[7] Smart-Methode (12.03.2019) http://www.unternehmenssteuerung20.de/ziele-richtig-setzen-mit-der-smart-methode/

sein.[9] (Quelle: http://www.m-plus-pc.de/download/mpluspc_ziele.pdf) Ist das Ziel zu hoch gesteckt, ist es unmöglich, es zu erreichen. Es geht also darum, herauszufinden, was machbar ist. >>

Terminiert: << Zu jedem Ziel gehört eine klare Terminvorgabe, bis wann das Ziel erreicht sein muss. Terminiert heißt also, bei der Formulierung festzulegen, zu welchem konkreten Zeitpunkt das Ziel erfüllt sein soll.[9] (Quelle: http://www.m-plus-pc.de/download/mpluspc_ziele.pdf) „Bis wann genau möchten Sie Ihr Ziel erreichen?"[9] (Schmitz/Emrich/Menthe (2013). Coaching (er-)leben, Edition Octopus, S. 80)

Ein Ziel, das mit der SMART-Methode definiert wurde und alle fünf Kriterien erfüllt, ist ein eindeutig formuliertes Ziel. Wenn aber auf ein Kriterium besonders großen Wert gelegt wird, kann dies dazu führen, dass ein anderer Aspekt vernachlässigt wird und somit nicht mehr für das konkrete Ziel gegeben ist.[8]

Nach der Vorstellung der SMART-Methode komme ich zum nächsten Modell, dem False-hope-Syndrom.

Das Modell des Falsche-Hoffnung-Prinzips im Bereich des Selbstmanagements ist die wissenschaftliche Antwort auf die Frage, warum der Mensch häufig seine gesteckten Ziele nicht erreicht oder einfach aufgibt. In einfachen Worten bedeutet es, dass man sich nicht zu hohe Ziele setzen sollte, die einen über kurz oder lang überfordern. Ein bestimmtes Verhalten, welches wir Menschen fortwährend wiederholen bzw. sogar intensivieren, auch wenn wir scheitern, verkümmert, wenn es nicht belohnt wird.[9] Deshalb sollten wir den Fokus darauf richten, dass sich selbst bei kleinsten Erfolgserlebnissen Zufriedenheit einstellt. Erwartungen, die nicht erfüllt werden können, geben Menschen das Gefühl, keine weiteren Veränderungsversuche durchzuführen zu wollen, da sie durch die Erfolgslosigkeit annehmen, wieder zu scheitern.[10] Aufgrund dieser Frustration ist es ratsam, Ziele realistisch und erreichbar zu setzen, beispielsweise durch Teilziele, um sich in kleinen Schritten zu ändern und in Etappen an das vorgegebene Ziel zu kommen. Sie tragen zum Teilerfolg bei und halten somit die Motivation hoch, um dann in einen länger andauernden Veränderungsprozess einzutreten.[11] Es

---

[8] Karrierebibel-Smart-Methode (12.03.2019) https://karrierebibel.de/smart-methode/
[9] false-hope-Syndrom (12.03.2019) http://www.psychoquest.de/begriff-24-falsche-hoffnung-syndrom.html
[10] Vgl. Polivy/Herman (2002), S.677-682.
[11] Vgl. Jochum/Jochum/Koch (2011), S.27

bedarf auch genügend Zeit für die Veränderung oder den Lernprozess, der aus vielen aufeinanderfolgenden Stufen bestehen kann.

Zeitmanagement

Das zweite Hauptthema in meiner Präsentation ist das Zeitmanagement. Ich erkläre den Begriff und gebe den Zuhörern ein passendes Bild. Auch hier habe ich wieder hilfreiche Modelle ausgewählt, welche ich erklären und aufzeigen werde. Ich lege meinem Publikum eine schematische Darstellung von Zeitmanagement vor, welche gleich zu Beginn die wichtigsten Faktoren diesbezüglich kennzeichnet. Danach haben meine Zuhörer kurz Zeit, um diese genauer zu betrachten und eventuell Notizen zu machen. Eine Frage, die gleich von Anfang an beantwortet werden sollte: „Wozu benötige ich Zeitmanagement?" Zeit ist eine kostbare Ressource, mit der man sparsam umgehen sollte und die man sich einteilen sollte. Man kann Zeit nicht abspeichern, konservieren oder gar vermehren. Jeder Mensch kann für sich individuell entscheiden, für welche Tätigkeiten er seine Zeit einsetzt und wie er seine Zeit verbringt.[12] Wichtig dabei ist, die wesentlichen Dinge und die unwesentlichen Dinge zu identifizieren. Die Resultate in Hinblick auf die Erreichung von Zielen sind umso besser, wenn mehr Zeit für die wesentlichen Dinge genutzt wird. In einfachen Worten gesagt: Mehr Zeit in wesentliche Dinge stecken als in die unwesentlichen Dinge.[13].

Nach dieser kurzen Einführung stelle ich das erste Modell vor: Das Pareto-Prinzip. Im weiteren Verlauf zeige ich dieses Prinzip auch als Folienbeispiel.

Das Pareto-Prinzip ist auch als 80-20-Regel bekannt. Diese Regel drückt aus, dass man mit nur 20% Einsatz 80% des angepeilten Ergebnisses erreichen kann.[14] Seine Zeit sollte man deshalb in Aufgaben investieren, die ein überdurchschnittliches Ergebnis liefern können. Dann hat man effizient gearbeitet.[15]

Im nächsten Schritt behandle ich das Eisenhower-Prinzip.

---

[12] Business-Wissen, Zeitmanagement (12.03.2019), https://www.business-wissen.de/hb/warum-zeitmanagement-nuetzlich-ist/
[13] Vgl. Bischof (2012), Kapitel: Wie sie ihre Zeit richtig managen
[14]Vgl. Karrierebibel: Pareto-Prinzip (12.03.19), htpps://karrierebibel.de/pareto.prinzip-8020-regel/
[15] Vgl. Seiwert (2012), S.32-34

„Wichtig versus Dringend"! Dieses Analyse-Tool des Zeitmanagements ist simpel, aber sehr effektiv. Es wird konsequent zwischen Dringlichkeit und Wichtigkeit unterschieden. Dieses Prinzip erhielt seinen Namen von dem US-amerikanischen Präsidenten Dwight D. Eisenhower, der sich dazu einer einfachen Matrix mit vier Quadranten bediente.[16] Die Gliederung sieht wie folgt aus: A-Aufgaben, welche wichtig und dringlich sind; B-Aufgaben, die zwar wichtig, aber nicht dringlich sind; C-Aufgaben, die dringlich, aber nicht wichtig sind; D-Aufgaben, welche weder wichtig noch dringlich sind. Durch die Priorisierung (Wichtigkeit) wird verhindert, die wichtige Zeit in unwichtige Dinge zu investieren. Mit dem Eisenhower-Prinzip wird konsequent entschieden, ob die Aufgabe sofort, später oder gar nicht bearbeitet werden soll. Der Zeitpunkt der Bearbeitung einer Aufgabe wird festgelegt, je nach hoher oder niedriger Dringlichkeit und Wichtigkeit der Aufgabe.[17]

Nun komme ich zur Alpen-Methode.

Um effektiv arbeiten zu können, ist es ratsam, sich den Tag sehr gut einzuteilen. Die Alpen-Methode nach Lothar J. Seiwert kann in diesem Zusammenhang für eine realistische Tagesplanung herangezogen werden und basiert auf der Erstellung eines schriftlichen Tagesplans, der nur wenige Minuten in Anspruch nimmt. Hierfür werden alle anstehenden Aufgaben, Arbeiten und Tätigkeiten auf einer Liste erfasst (Alles aufschreiben). Danach wird der zeitliche Rahmen pro Aufgabe geschätzt und festgelegt (Länge). Unvorhergesehene Ereignisse können den Tagesplan durcheinanderbringen, weshalb als dritte Komponente eine Pufferzeit eingeplant wird (Pufferzeit). Im nächsten Schritt geht es darum, die Aufgaben nach Prioritäten einzuteilen und konkret zu entscheiden, welche Tätigkeiten noch aufgeschoben und vertagt werden können (Entscheiden: Priorität). Zu guter Letzt bedarf es einer Nachkontrolle, die am Ende eines Tages durchgeführt wird, um zu erkennen, ob der aufgestellt Plan erfolgreich war (Nachkontrolle). Die Alpen-Methode ist auch als 60:40 Regel bekannt und besagt, 60% des Tages zu verplanen, um 40% Puffer für Unvorhergesehenes übrig zu haben.[18]

---

[16] Karrierebibel, Eisenhower-Prinzip (12.03.2019), https://karrierebibel.de/eisenhower-prinzip/
[17] Vgl. Bischof (2012), Kapitel: Wie sie ihre Zeit richtig managen
[18] Vgl. Bischof (2012), Kapitel: Wie sie ihre Zeit richtig managen

Das Akronym A.L.P.E.N. steht für:

- **A**lles aufschreiben
- **L**änge schätzen
- **P**ufferzeit einplanen
- **E**ntscheiden: Priorität
- **N**achkontrolle[19]

Abschließend weise ich noch einmal auf meine Kernaussage hin „Dank Selbst- und Zeitmanagement kommt man erfolgreich, effektiv und effizient durchs Studium" und hoffe, dass dieser Satz sich in den Köpfen meinen Zuhörer eingeprägt hat. Des Weiteren kann das Publikum die Fragen stellen, die es sich während der Präsentation notiert hat und die Diskussionsrunde ist somit eröffnet.

Medieneinsatz

Das Hauptmedium meiner Präsentation ist Power Point. Meines Erachtens ist es die effektivste Möglichkeit, um eine sehr gute Struktur und Organisation sowie anschauliche und verständliche Informationen zu gewährleisten. Power Point ist zudem umweltfreundlich, da gänzlich auf Papier verzichtet wird. Durch die graphische Unterstützung wird die Aufmerksamkeit der Zuhörer eher erlangt, als wenn nur freigesprochen wird. Ein weiteres Medium, das mir zur Verfügung steht, ist das Flipchart. Es ist ein guter Kontrast zu Power Point und wird als sogenanntes Dauermedium eingesetzt. Von Anfang anstehen dort die Gliederung, der zeitliche Ablauf und Informationen zu den jeweiligen Folien. Während oder zum Ende meiner Präsentation können darauf Fragen festgehalten werden, die dann in der Diskussionsrunde geklärt werden. Wichtige Details oder spontane Anregungen können auf dem Flipchart notiert werden, was für Übersicht sorgt und bei Bedarf als Notiz mit nach Hause genommen werden kann. Die Kombination Hauptmedium und Dauermedium gibt den Zuhörern einen guten Überblick, wodurch keine Karteikarten als Stütze verwendet werden müssen. Um mit dem Publikum gut interagieren zu können, werde ich möglicherweise die Geschwindigkeit der Wissensvermittlung reduzieren, so dass die Zuhörer Notizen bzw. Informationen

---

[19] Absolventa, Alpen Methode(31.03.19), https://www.absolventa.de/karriereguide/zeitmanagement/alpen-methode

aufschreiben können und keinen Teil verpassen.[20] Sowohl eine Unterforderung wie auch eine Überforderung sollte bei der Informationsaufnahme einer Präsentation vermieden werden.[21]<< Informationen werden am besten wahrgenommen,< wenn der Mensch bei der Informationsaufnahme nicht überfordert ist, dieselbe Information gleichzeitig über verschiedene Kanäle wahrgenommen werden kann (Redundanz) und eine Aufteilung der Informationen auf verschiedene Sinne erfolgt.>> (Schlick et al. 2010, S. 977) Sinnesorgane werden dadurch angesprochen und das Publikum kann das Wissen im Gedächtnis besser abspeichern. Viele Informationskanäle verhindern die Überbeanspruchung eines Sinnesorganes und somit werden unterschiedliche Typen von Zuhörern angesprochen. [22]

Aufgabe 1d

Folienbeispiel

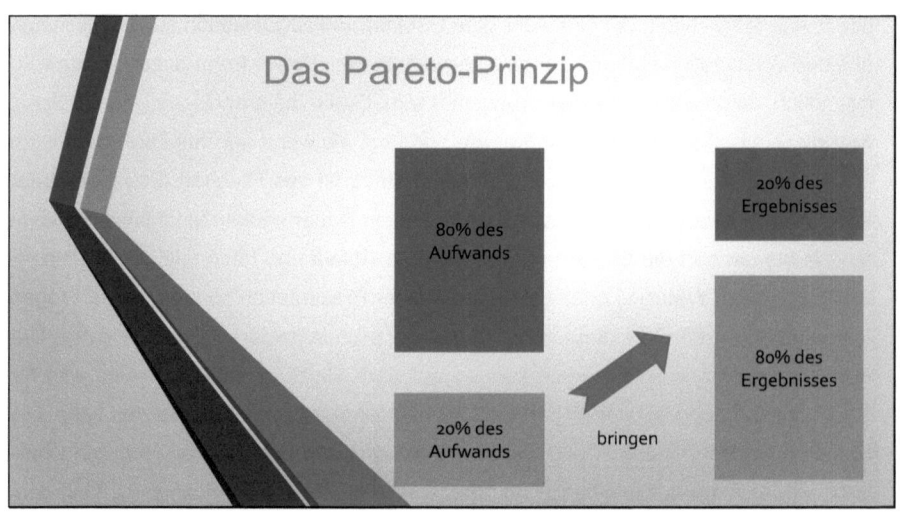

Abbildung 4: Das Pareto-Prinzip

(Quelle: Eigene Darstellung, in Anlehnung an https://www.pareto-prinzip.net/Aufrufdatum: 12.03.2019)

---

[20] Vgl. Renz, (2016), S.69
[21] Vgl. Renz, (2016), S.73
[22] Vgl. Renz, (2016), S. 74

Die Abbildung 4 stellt Folie 7 als Folienbeispiel dar. Bei der Foliengestaltung habe ich mich an die Gestaltungsgrundsätze nach Hüttmann gehalten:

1. Logische Struktur
   - Kernbotschaft: Diese Folie zeigt klar, wie das Pareto Prinzip funktioniert.
   - Anordnung und Logik: Durch das gezielte Anordnen der Balken ist auf einen Blick eine logische Struktur zu erkennen.
   - Farben und Formen: Ich habe mich für die Farben Rot (falsche Anwendung) und Grün (richtige Anwendung) entschieden, weil sie eine Signalwirkung haben. Die Balkengröße veranschaulicht dies am besten.

2. Wirksamkeit der Folie
   - Bildhafte Darstellung: Ein bildhaftes Präsentieren hat zur Folge, dass der optische Sinn ohne Umwege angesprochen wird. Schwierige Inhalte können dadurch auf einfachste Weise und schnell veranschaulicht werden.
   - Optische Homogenität: Ich habe bewusst wenige Farben und nur eine Form gewählt, um eine klare Optik zu erzielen.
   - Verwendung von Schaubildern und Diagrammen: Durch ein Schaubild kann ein Prinzip kurz und knapp dem Zuhörer erklärt werden.[23]

Aufgabe 1e

Erfolg der Präsentation

„Weniger ist mehr." Dies ist ein Leitsatz, den man bei der Erstellung einer Präsentation immer im Auge behalten sollte. Sinnvoll ist es, nur die Kerninformationen auf die Folie zu bringen und notwendige Zusatzinformationen frei im Vortrag zu erwähnen. Dies fesselt die Zuhörerschaft und lässt Langeweile erst gar nicht aufkommen. Dabei ist es ratsam, frei zu sprechen und mit dem Publikum Kontakt aufzunehmen. Reines Vorlesen führt rasch zu Langeweile und die Aufmerksamkeit der Zuhörer nimmt ab. Es ist darauf zu achten, die Textmenge auf einer Folie auf das Minimum zu reduzieren, denn das Publikum verliert schnell die Konzentration, wenn der Vortragende große Mengen

---

[23] Vgl. Hüttmann, (2018), Kapitel 4: Das Erstellen der Präsentation

an Text vorliest. Deshalb ist das Einbauen von Schaubildern, Diagrammen und ähnlichem von Vorteil, denn die Informationen werden visualisiert und der Zuhörer ist nicht mit Mitlesen beschäftigt, sondern erhält ad hoc die Quintessenz.[24] Somit sollte man auf lange Textfolien gänzlich verzichten und Visualisierungseffekte unbedingt einbauen. Die menschliche Wahrnehmung geschieht besser über veranschaulichte Informationen. Diese können einfacher gespeichert werden, schneller verstanden und auch rascher abgerufen werden. Das zentrale Hilfsmittel des Präsentierenden ist somit die bildhafte Darstellung der Informationsinhalte zusammen mit dem freien Sprechen. Dies ist der Schlüssel zu einer erfolgreichen Präsentation.[25] Im Detail sollte man sich an die folgenden Richtlinien halten.

- Die entsprechende Schriftgröße wählen, sodass auch die Zuhörer in den letzten Reihen die Inhalte gut sehen und lesen können.
- Das Ziel der Präsentation soll zu Beginn als Kernbotschaft klar erkennbar sein.
- Jeder Titel einer Folie soll eine klare Botschaft vermitteln, was die Neugierde des Lesers erhöht.
- Eine Präsentation soll den Zuhörer überzeugen und ihn zum Handeln anregen, denn die Präsentation zielt auf das Erreichen eines bestimmten Verhaltens beim Zuhörer ab.
- Das Ziel ist erreicht, wenn das Publikum dann so handelt und reagiert, wie man es sich vorgestellt hat.[26]

Aufgabe 1f

Lernerkenntnisse

Ich habe in meiner bisherigen Laufbahn zahlreiche Präsentationen vorbereitet. Sie waren fester Bestandteil des Lehrplans und mussten nach vorgegebenen Regeln hinsichtlich Länge, Form, Aufbau und Sprache vorbereitet werden. Das Zitieren und die Verwendung von wissenschaftlichen Quellen war nicht Standard und es wurde nicht so viel Wert auf das freie Sprechen gelegt. Außerdem verwendete ich anstelle von

---

[24] Vgl Plasa, (2007), S. 23
[25] Vgl. Plasa, (2007), S.24
[26] Vgl. Plasa, (2007), S. 31

Flipchart oder Whiteboard eher Plakate oder selber erstellte Handouts. Die Vorbereitung einer Präsentation im Studium ist wesentlich professioneller und es wird mit viel mehr wissenschaftlicher Literatur gearbeitet. Ich habe mit dieser Präsentation hilfreiche Tools kennengelernt, die ich in Zukunft anwenden werde. Durch das Recherchieren und das Erklären der jeweiligen Modelle habe ich mir dieses Wissen nicht nur angeeignet, sondern es bereits bei den Vorbereitungen konkret angewendet. Mit den Hilfsmitteln Power Point und Flipchart wird die Präsentation lebendiger und es entsteht ganz leicht der Kontakt zum Publikum. Was das vorliegende Thema „Selbst- und Zeitmanagement" anbelangt, so fand ich dieses von Anfang an überaus interessant und ich habe viele neue Erkenntnisse gewonnen, wie ich mich motivieren kann, meine Ziele definieren kann und wie ich meine Zeit einteilen sollte. Gerade in der doppelten Belastung als Profi Eishockeyspieler in der ersten Deutschen Bundesliga und Studierender an einer Fernhochschule ist Zeit knapp und kostbar. Ich werde für weitere Arbeiten einen konkreten Tages- und Wochenplan erstellen, ein Grundkonzept erarbeiten mit Einbeziehung der technischen Hilfsmittel, einen roten Faden festlegen und gezielt recherchieren. Die gelernten Modelle und Methoden kommen ab sofort zum Einsatz und ich bin sicher, dass ich dadurch meine Präsentationen in Zukunft effektiver und effizienter gestalten kann.

Literaturverzeichnis

Bischof, K., Bischof, A. (2012), e-book, Selbstmanagement, 6. Aufl., Freiburg

Hüttmann, A. (2012), Erfolgreiche Präsentation mit Powerpoint, Wiesbaden

Jochum, I./Jochum, E./Koch, A. (2011), Selbstmanagement, 4. Aufl., Studienbrief der SRH Fernhochschule, Riedlingen

Renz, K.-C. (2016), Das 1x1 der Präsentation. Für Schule, Studium und Beruf, 2. Aufl., Wiesbaden

Plasa, H. (2007), Präsentieren mit Powerpoint 2007, 1. Aufl.

Polivy, J./Herman, C.P. (2002), If at First you Don´t Succeed. False Hopes of Self-Change, American Psychologist, 2002, Nr. 57/9, S. 677-689

Seiwert, L. (2012), 30 Minuten Zeitmanagement, 18. Aufl., Offenburg

Internetquellenverzeichnis

Abbildung 2: Selbstmanagement, Anita Bischof/Klaus Bischof, 6. Auflage, 2012

Abbildung 4: Das Pareto Prinzip(12.03.2019)
https://www.pareto-prinzip.net/

Absolventa, Alpen- Methode(12.03.2019) https://www.absolventa.de/karriereguide/zeitmanagement/alpen-methode

Business-Wissen, Zeitmanagement (31.01.19) https://www.business-wissen.de/hb/warum-zeitmanagement-nuetzlich-ist/

Erklärung von Selbstmanagement(12.03.2019) https://www.emotion.de/de/coaching-tipps/selbstmanagement-definition-methoden-8088

False-hope-Syndrom(12.03.2019) http://www.psychoquest.de/begriff-24-falsche-hoffnung-syndrom.html

Karrierebibel Das Eisenhower-Prinzip(12.03.2019) https://karrierebibel.de/eisenhower-prinzip/;

Karrierebibel Selbstmanagement(12.03.2019) https://karrierebibel.de/selbstmanagement/#Definition-Selbstmanagement-Was-ist-damit-gemeint

Karrierebibel Smart-Methode(12.03.2019) https://karrierebibel.de/smart-methode/

Karrierebibel Pareto Prinzip(12.03.2019) https://karrierebibel.de/pareto-prinzip-8020-regel/

Smart-Methode(12.03.2019) http://www.unternehmenssteuerung20.de/ziele-richtig-setzen-mit-der-smart-methode/

Zitate für Selbstmanagement(12.03.2019) (https://www.selbst-management.biz/die-20-besten-selbstmanagement-zitate/)

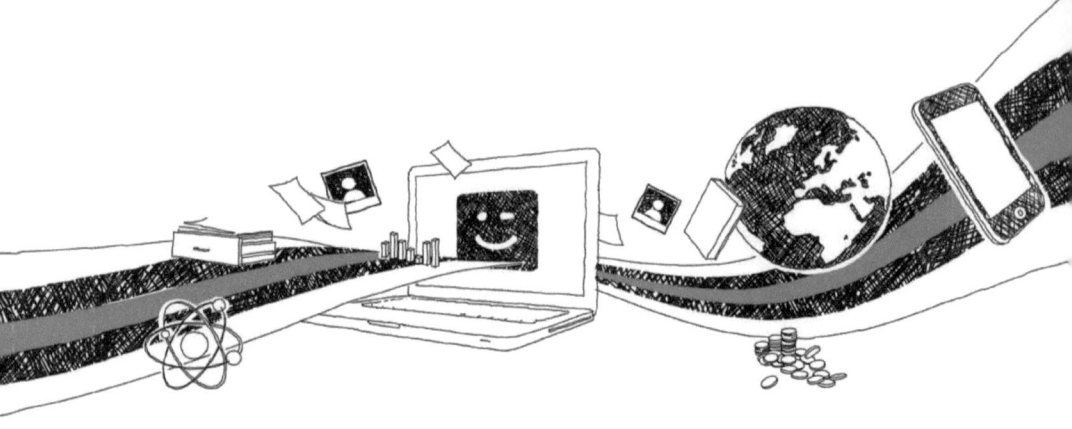
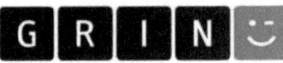